Die leeren Versprechungen an unsere Organe

Medizinische Lyrik

von

Prof. Dr. W. Heine

Mit 23 Zeichnungen

2002

VERLAG WILHELM MAUDRICH
Wien – München – Bern

Anschrift des Verfassers:

Prof. Dr. W. HEINE
Rembrandtstraße 11
D-18057 Rostock

Einband: Walter Innerkofler, Wien

Filmsatz und Offsetdruck: Ferdinand Berger & Söhne Gesellschaft m. b. H.,
A-3580 Horn, Wiener Straße 80

ISBN 3-85175-775-0

Inhaltsverzeichnis

Vorwort

Ernährungsgesellschaften, Verbraucherzentralen, das Fernsehen und die Presse bemühen sich unablässig, uns die Vorteile einer gesunden Lebensweise nahezubringen.

Doch die Akzeptanz der zahllosen Empfehlungen und Ratschläge ist in unserer Wohlstandsgesellschaft eher bescheiden. Zu sehr erliegen wir den gegenläufigen Verlockungen unserer Überflussgesellschaft und unserem eigenen Beharrungsvermögen – wohl wissend, dass wir damit einer Vielzahl von Zivilisationskrankheiten Vorschub leisten. Wir nehmen lieber Folgeschäden an unseren Organen, Beeinträchtigungen unserer Lebensqualität und Verkürzungen unserer Lebensdauer in Kauf.

Regelmäßig am Neujahrsmorgen, wenn wir wieder einmal an den Festtagen über die Stränge geschlagen haben, geloben wir feierlich, dass fortan alles besser wird. Aber leider bleiben dies für die meisten von uns leere Versprechungen.

In dem vorliegenden Werk unternimmt der Verfasser den (verzweifelten) Versuch, den Unglauben an die Verwirklichung des Ideals der gesunden Lebensweise zu erschüttern. Er bedient sich dazu humorvoller Verse, in denen Wissenswertes über die Anatomie, Physiologie und die Prophylaxe von Erkrankungen der Organe unseres Körpers augenzwinkernd dargestellt wird – ohne dabei den Anspruch auf den absoluten Wahrheitsgehalt des Inhalts erheben zu wollen.

Wenn diese Verse auch nur ein wenig dazu beitragen, die leeren Versprechungen an unsere Organe nicht ganz leer bleiben zu lassen, wäre der Sinn und Zweck dieses Buches erfüllt.

Kleinere Sünden bleiben jedoch auch weiterhin erlaubt.

Rostock, im Oktober 2001 Prof. Dr. W. Heine

Prolog

Unser Körper – durch die Haut verhüllt –
Ist mit Organen angefüllt.
Die können, um zu funktionieren
In isolierter Form nicht existieren.
Daher werden sie – wie allgemein verbreitet –
Vom Zentralorgan geleitet
Und sind alle beim Gesunden
Durch den Blutkreislauf verbunden.

Der versorgt die Körperzellen
Mit den gewünschten Nahrungsquellen
Und vermittelt durch Hormontransport
Den Befehlsempfang vor Ort.
Wenn all dies reibungslos passiert
Wird kein Organ von uns gespürt.
Doch schon allein bei dem Gedanken
Sie könnten eines Tags erkranken
Und sie erholten sich nicht wieder –
Fährt uns der Schreck in alle Glieder.

Drum woll'n wir – ehe sie sich rächen –
Den Organen jetzt versprechen
Fortan uns Mühe stets zu geben,
Mit ihnen im Konsens zu leben.
Und unser Leben so gestalten,
Dass wir sie möglichst lang erhalten.
Doch gilt dies nur begrenzt – wie man erahne –
Für die staatlichen Organe.

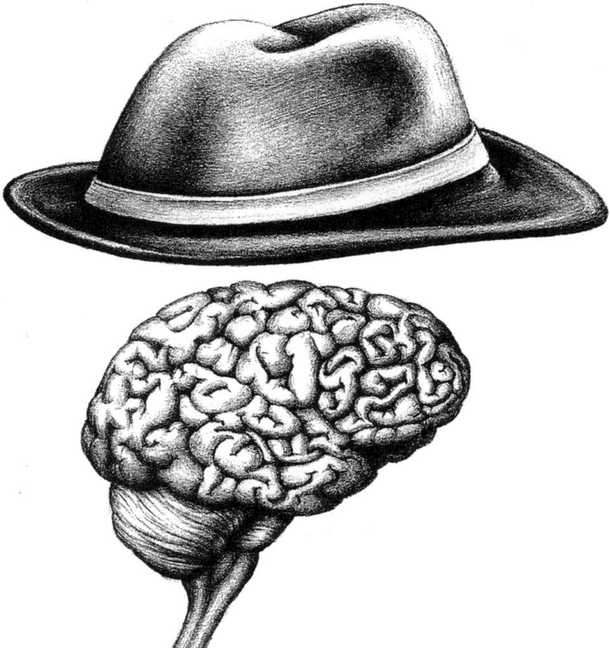

Das Gehirn

Des Menschen Hirn ist zweifelsohne
Ein Wunderwerk – der Schöpfung Krone.
Doch mussten viele schon zu allen Zeiten
Ihr Leben ungekrönt bestreiten.

Mit dem Gehirn von Menschenaffen
War der Fortschritt nicht zu schaffen.
Er war zunächst daran gekoppelt,
Dass sich das Hirngewicht verdoppelt,
Und schließlich noch erwirkte die Natur
Die Perfektion der Hirnstruktur.

Der Mensch war damit auserlesen
Als ein vernunftbegabtes Wesen,
Doch der Versuch, im Handumdreh'n
Zum Affen auf Distanz zu gehen –
Behaupten böse Zungen –
Sei der Natur nicht recht gelungen.

Dem Chemiker bleibt unentdeckt,
Was alles in dem Hirne steckt.
Nach Ansicht chemischer Verfasser
Besteht es nur aus Fett und Wasser.

Der Anatom hingegen voll Entzücken
Kann mehr als 10 Milliarden Zellen dort erblicken,
Die mit Dendriten und Synapsen
Nach ihren Nachbarzellen hapsen.

Der Mensch erlangt so die Potenz
Zu Klugheit und zu Intelligenz,
Und knüpft er die Kontakte fleißig,
Steigt der IQ auf hundertdreißig.

In dem verzweigten Nervengitter
Fungieren Botenstoffe als Transmitter,
Die die Synapsen überschreiten
Und die Impulse weiterleiten.
Doch scheitert die Impulsausbreitung
Bei manchen an der langen Leitung.

Des Menschen Hirn hat selbst im Schlaf
Noch einen hohen Energiebedarf
Und beim Rechnen, Denken, Dichten,
Muss es Schwerstarbeit verrichten,
Dabei verbraucht es ständig grosse
Mengen Sauerstoff und viel Glukose,
Die werden über Tag und Nacht
Vom Blutkreislauf herbeigebracht.

Was immer wir geseh'n, gefühlt, gedacht,
Was uns geschmeckt und was uns zu Gehör gebracht,
Was wir gerochen und an Wissen angereichert,
Wird lebenslang im Hirn gespeichert.
Von dort steht alles jederzeit
Zum Abruf bei Bedarf bereit.
Wer fleißig lernt, wird immer besser
Und avanciert am End' noch zum Professor.

Im Alter schrumpft das Hirn dann Schritt um Schritt,
Der Schädel schrumpft zum Glück nicht mit,
Der alte Hut – im Schrank verschlossen –
Passt immer noch wie angegossen.

Damit die grauen Zellen nichts entbehren,
Woll'n wir uns optimal ernähren.
Mit einem Waldlauf früh am Morgen
Sie schon mit Sauerstoff versorgen,
Das Gedächtnis aktivieren,
Kreuzworträtsel ausprobieren,
Alte Bücher wieder lesen,

Uns erinnern, wie es früher mal gewesen,
Mit den Freunden diskutieren,
Die Kontakte nicht verlieren,
Tee und Kaffee nicht verweigern,
Die die Hirndurchblutung steigern,
Und – wenn wir's vertragen können –
Uns ein Gläschen Rotwein gönnen.

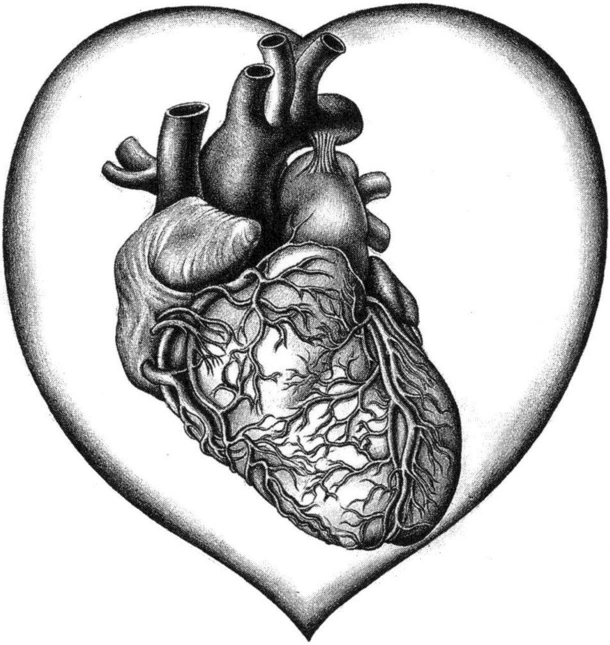

Das Herz

Man sagt: In unsres Herzens Muskelhöhle
Befände sich der Sitz der Seele,
Auch Liebe, Güte, Freude, Schmerzen
Wohnten wohl in unserm Herzen,
Und manche selbst behaupten unverfroren,
Dass sie ihr Herz in Heidelberg verloren.

Zwar sagt man Solches unentwegt,
Doch ist dies alles nicht belegt.
Wiewohl in Versen und in Liedern oft besungen
Ist es der Phantasie entsprungen.
Vielmehr treibt lediglich dies Hohlorgan
Als Pumpe unsern Kreislauf an.

Und versorgt an allen Körperstellen
Mit Sauerstoff und Energie die Zellen,
Tut von der Wiege bis zur Bahre seine Pflicht,
Pumpt unentwegt – wir spüren's nicht.

Was muten wir dem Herzen alles zu?
Wir schlauchen es und gönn'n ihm keine Ruh.
Wir bürden ständig ihm mehr Arbeit auf,
Vergrößern seinen Blutkreislauf,
Bis letztlich er zusammenbricht
An unsres Körpers Mehrgewicht.

Auch kommt im Alter durch Gefäßverengung
Des Herzens Blutversorgung in Bedrängung,
Wenn wir durch Fette, die im Übermaß wir speisten,
Der Blutgefäßverkalkung Vorschub leisten.

Wir reduzier'n von Tier'n die Fette
Fortan in unsrer Nahrungskette,
Füll'n jetzt in unsres Leibes Höhle
Vom Raps und vom Olivenbaum die Öle.
Und optimier'n auf diese Tour
Bedarfsgerecht die Fettzufuhr.

Der hohe Blutdruck ist bekannt als Quelle
Für Herzinfarkt und Schlaganfälle.
Wir wollen ihn – wenn's irgend geht –
Zur Norm absenken durch Diät.
Dies gelingt uns meistens schon
Durch des Gewichtes Reduktion.

Der Index unsrer Körpermassen,
Den wir – im Spiegel uns betrachtend – hassen
Den woll'n wir ohne Zeitverlieren
Auf den Normalwert reduzieren.

Die Salzzufuhr wird eingeschränkt,
Auf sechs Gramm täglich abgesenkt,
Auch lassen sich Erfolge messen,
Wenn Lachs wir, Hering und Makrelen essen,
Denn man versorgt sich so dabei
Mit Fett vom Omega-Typ 3,
Das sich so nützlich dem erweist,
Der es regelmäßig speist.

Sport ist nicht nur Freude schenkend,
Er wirkt auch auf den Blutdruck senkend.
Drum gilt: Nicht auf die faule Haut sich legen,
Den Körper intensiv bewegen,
Und widerspricht man dem auch manchen Orts:
Der Churchill irrte mit „No sports".

Nun in unsern alten Tagen
Woll'n dem Herzen Dank wir sagen.
Woll'n zu seinem Wohlgefallen
Uns den Gürtel enger schnallen,
Wollen uns trotz Wind und Regen
Künftig mehr an frischer Luft bewegen.

Das Rauchen, Saufen und das fette Essen,
Das sei ab morgen schon vergessen.
Wir wollen ab und zu auch einmal fasten,
Um Herz und Kreislauf zu entlasten.
Der Selbstmord mit der Gabel und dem Messer,
Das alles wird ab morgen besser.

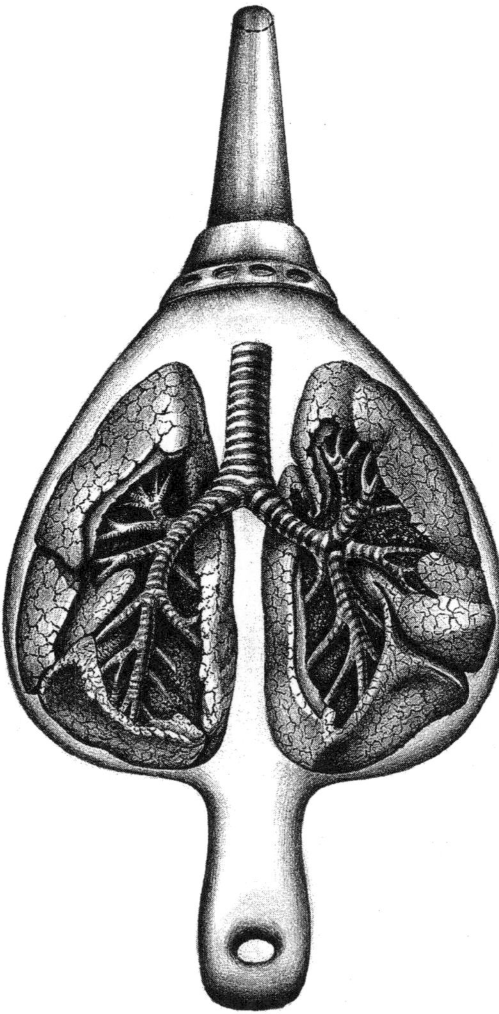

Die Lunge

Irgendwann auf diesem Stern
Wurden Kiemen unmodern.
Aus dem Meer hat es geklungen:
Wer an Land will, der braucht Lungen.
Die Luft erbebte, alles schrie:
Lungen sind der „dernier cri".

Man begann mit viel Gelüsten,
Sich auf Lungen umzurüsten.
Von den Kiemen, diesen alten,
Blieb so gut wie nichts erhalten.
Zwar werden Kiemen unentwegt
Im Embryo noch angelegt,
Doch gleich danach beim Föten
Gehen sie schon wieder flöten.

Unablässig bläh'n beim Atemholen
In der Lunge sich die Alveolen.
Man erfährt, dass ihre Oberfläche
Einem halben Tennisplatz entspräche,
An dieser Fläche wird mit jedem Atemstoß
Der Mensch die Kohlensäure los,
Und hier nimmt auch der Blutkreislauf
Den Sauerstoff zum Leben auf.

Unsrer Bronchien Flimmerhaare
Flimmern über all die Jahre.
Gleichsam eine Putzkolonne
Fördern Schmutz sie an die Sonne,
Den wir dann mit lautem Husten
Munter in die Gegend pusten.
Was an Staub wir inhaliert,
Wird nach außen transportiert.
Selbst der Tabakteer der Raucherlunge
Wandert so in Richtung Zunge.

Unsre Lunge, der wir soviel danken,
Droht beständig zu erkranken.
Hundsgemeine Grippeviren
Trachten sie zu ruinieren,
Und daneben ganze Serien
Kreuzgefährlicher Bakterien,
Die mit unsern Atemzügen
Ständig in die Lungen fliegen.
Denen soll es nicht gelingen, sich mit Listen
In der Lunge einzunisten.

Wir beginnen schon ab morgen,
Uns mit Frischluft zu versorgen,
Wofür die Lunge mächtig schwärmt
Wenn durch die Nase sie erwärmt.
Schlechte Luft und Hausstaubmilben
Woll'n aus unserm Haus wir tilgen.

Auch wenn böse Buben locken,
Aus ist's mit dem Stubenhocken.
Nie mehr diese Saufgelage,
Lungenzüge bis zur Bahre,
Nur noch was ihr wohlgefällt
Und sie schön elastisch hält.

So wird – wie ich auf Dauer hoff' –
sie uns auch morgen
Und fürderhin bedarfsgerecht
mit Sauerstoff versorgen.

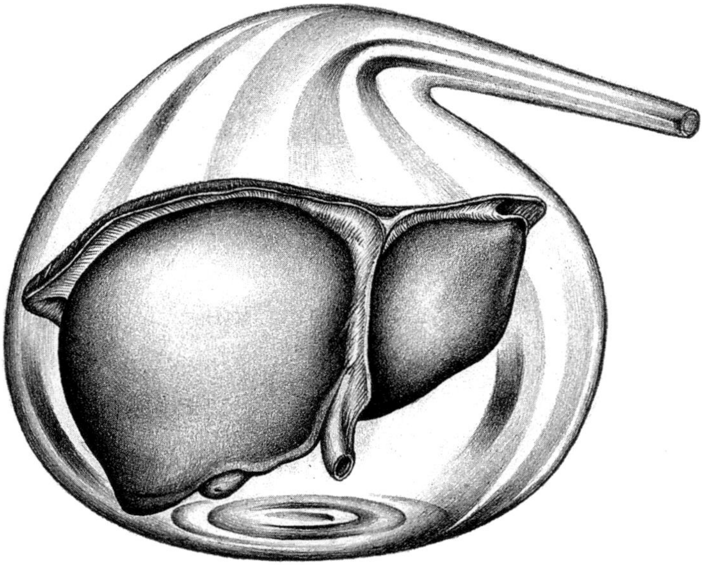

Die Leber

Wenn Alkohol uns durch die Kehle rinnt,
Dann duckt sie sich vor Schreck geschwind
Und aktiviert in ihren Lappen
Enzyme, die den Sprit sich schnappen.
Sie ist ein rechter Tausendsassa,
Sie wandelt Alkohol zu Wasser.

Es hat zwar schon im früheren Leben
Den umgekehrten Fall gegeben,
Dass man aus Wasser machte Wein,
Doch mög' die Leber uns verzeihn:
Wenn sonst auch Vieles für sie spricht,
Diese Kunst beherrscht sie nicht.

Ansonsten aber ist sie die komplette
Entgiftungs- und Synthesestätte,
Sie wandelt das Ammonium
In einem Ritt in Harnstoff um
Und ist auch sonst ganz ohne Frage
Des Körpers größte Kläranlage.

Sie scheidet Gift und Galle aus
Und wenn mal die bekannte Laus
Uns über sie hinweggelaufen,
Dann muss man sich die Haare raufen,
Dann wird die Stimmung merklich trüber
Dann läuft in uns die Galle über.

Wer wollte es indes bestreiten,
Sie hat auch ihre guten Seiten.
Sie macht für uns im Handumdreh'n
Aus Traubenzucker Glykogen,
Das zwischen Frühstück uns und Abendbrot
Und nachts bewahrt vor Hungersnot.

Still'n wir mit Wasser unsern Durst,
Ist das der Leber völlig Wurst.
Doch mit Alkohol misshandelt,
Wird sie zirrhotisch umgewandelt,
Und dann schrumpft sie mit der Zeit
Zur Bedeutungslosigkeit.

Zwar kann man ähnlich wie die Nieren
Die Leber heut schon transplantieren,
Doch besser ist es allerwegen,
Die eig'ne Leber gut zu pflegen.
Drum woll'n wir ihr die Treue lohnen
Und künftig sie mit Schnaps verschonen.

Auch sind wir nicht mehr so versessen
Auf Bier und Wein und fettes Essen
Und werden uns vermehrt befassen
Mit Nahrung, die naturbelassen.
Das Mittagessen, das man koche,

Hat nur noch zweimal Fleisch pro Woche,
Den Rest der Woche – exemplarisch –
Gibt's alles nur noch vegetarisch
Und fünfmal Obst pro Tag vertilg'n wir locker,
Das haut uns alles nicht vom Hocker.

Auch hau'n wir uns – wie man es soll –
Mit Antioxidantien voll,
Mit Mikrostoffen, Vitaminen,
Die alle der Gesundheit dienen.
Auf dass der Doktor uns auch weiter rühme,
Betreffs des Normwerts der Enzyme.

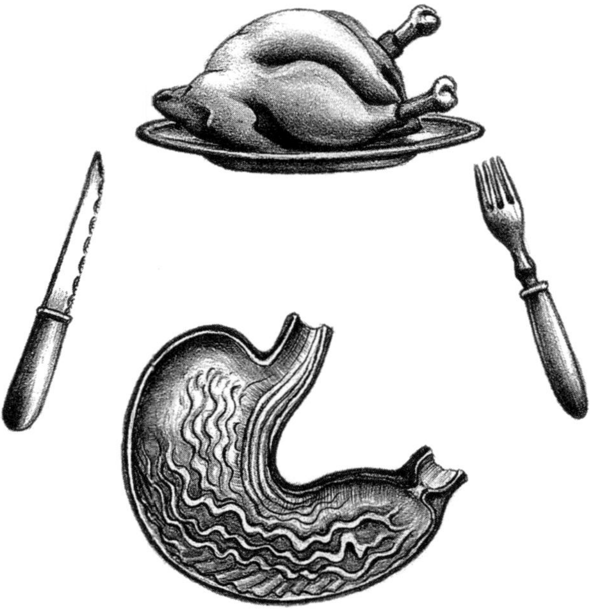

Der Magen

Er hat es sicher nicht vergessen,
Was alles wir in ihn hineingefressen,
Was hastig wir und ungekaut
An Geröll ihm anvertraut.
Und was er mühsam unter Qualen,
Erst stundenlang zu Brei gemahlen,
Bis sein Pylorus mal soeben
Den Abtransport hat freigegeben.

Wenn wir ihn allzu sehr traktiert,
Hat er oft anders disponiert
Und hat – obwohl wir nicht drauf vorbereitet –
Den Rücktransport der Mahlzeit eingeleitet.
Man hat ihn ständig ungeniert
Mit Säurelockern malträtiert,
Indem man ungezählte Tassen
Von Kaffee ihn hat schlucken lassen.
Auch tat der viele Alkohol
Seiner Schleimhaut wohl nicht wohl.

Er war des Morgens oft noch krank,
Wenn man ihn schon wieder zwang,
Sich an ungesunden Speisen
Durch Verdauung zu beweisen.
Er schuftet unablässig ohne Murren,
Nur ab und zu hört man ihn knurren.

Von heute an soll'n unsre Sünden
Beim Essen nun ein Ende finden.
Wir wollen uns mit unserm Magen
In Zukunft wieder mehr vertragen,
Was alles wir ihm anvertrauen
In unserm Mund erst richtig kauen.

Wir wollen ihn mit kleineren Portionen
Schon gleich ab Morgen etwas schonen,
Woll'n möglichst alle Speisen meiden,
Die sein Dasein ihm verleiden,
Und mit dem Doktor im Verein
Vom Helicobacter ihn befrei'n.

Auch verbannen wir die ganzen
Krebserzeugenden Substanzen.
Was gepökelt und geräuchert,
Mit Nitraten angereichert,
Schinken, Speck und Räucherfisch
Kommen nicht so oft mehr auf den Tisch.

Zwar übten immer wir uns im Bestreben
Nach den Empfehlungen der DGE* zu leben
Doch seh' uns unser Magen dieses nach:
Obwohl der Geist oft willig,
Ist doch das Fleisch meist schwach.

* Deutsche Gesellschaft für Ernährung

Der Dünndarm

Der Darm dient uns als Schlauchverbindung
Vom Magenausgang bis zur Aftermündung.
Er ist beim Menschen durch die Bank
In toto fast 4 Meter lang.
Der Dünndarm, der die Nahrung spaltet,
Ist dem Dickdarm vorgeschaltet.
Er nimmt im oberen Verlauf
Die Gänge der Verdauungsdrüsen auf.
Dort mischen sich – sofern Bedarf besteht –
Die Galle und das Pankreassekret.

Damit sie dem Bedarf entspreche
Vergrößert sich die Dünndarmfläche.
Um dieses zu gestalten,
Legt sich der Darm in Falten,
Und bildet in der Schleimhaut ganze Rotten
Von tiefen Krypten und von langen Zotten.
Die Schleimhautzellen – nicht zuletzt –
Sind mit dem Bürstensaum besetzt.
All dies vermehrt viel hundertmal
Das resorptive Areal.
Es schwillt – wie man berechnen kann –
Zur Fläche eines Tennisplatzes an,
Wodurch dann die Wahrscheinlichkeit entsteht,
Dass nichts in uns verloren geht.

Im Darm entfalten die Verdauungssäfte
Ihre Nährstoffspaltungskräfte.
Gegen Eiweiß, Fette, Stärke
Geh'n die Fermente dort zu Werke.
Im Bürstensaum der Darmschleimhaut
Wird Di- und Tripeptid noch abgebaut

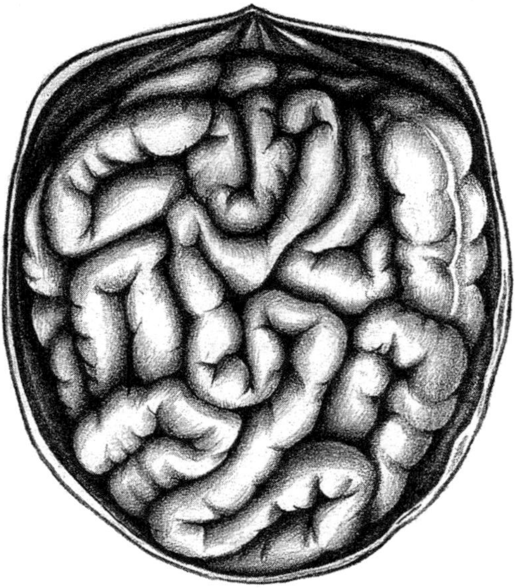

Und Zucker aufgespalten,
Den mit der Nahrung wir erhalten,
Wenn schließlich alles kurz und klein gemacht,
Ist das Verdauungswerk vollbracht.

Dann gieren schon die Körperzellen
nach den begehrten Nahrungsquellen,
Worauf der Dünndarm reagiert
Und das Verdaute resorbiert.
Die Mineralien kommen meistens schon
Im oberen Darm zur Resorption.
Auch Vitamine, die dort angekommen,
Werden dort schon aufgenommen.
Nur das B12 kommt drum herum,
Es schlägt sich durch zum Ileum
Auch die Ballaststoffe, die wir schätzen
Könn'n sich dem Zugriff widersetzen,
Die steh'n dann auf der Speisekarte schon ganz oben
Bei unseren Darmbewohnern, den Mikroben.

Der Dünndarm mag es nicht, wenn seine Zotten
In seiner Schleimhaut ihm verrotten.
Dann wird – was ihm an Nahrung anvertraut –
Nicht resorbiert und nicht verdaut.
Dies macht der Darm uns schnell bewusst
Durch Durchfall und Gewichtsverlust.
Ein Darm mit diesem Leiden
Verträgt kein Klebereiweiß aus Getreiden.
Drum wird auf Dauer er's uns lohnen,
Wenn wir mit Roggen, Weizen, Gerste, Hafer ihn
verschonen.

Reis und Mais und Hirse dahingegen,
Kommen ihm meist sehr gelegen.
Wenn wir die für ihn genießen,
Lässt er die Zotten wieder sprießen.

Das Pankreas

Das Pankreas – im linken Oberbauch versteckt –
Ist mit dem Bauchfell zugedeckt.
Es beisst in des Zwölffingerdarmes Schleife
Und peitscht die Milz mit seinem Schweife.

Beim Schlucken uns'rer Nahrung schon
Beginnt es mit der Sekretion.
Es lässt sogleich aus seinen Drüsen
Des Bauches Drüsenspeichel fließen,

Worin Fermente sind enthalten,
Die Eiweiß, Fett und Stärke spalten.
Auch gibt es dort die Inselzellen,
Die unser Insulin herstellen.

Und als weiteres Hormon,
Dessen Gegenspieler Glukagon.
Die regulier'n mit anderen im Verein,
Die Blutglukose auf den Normwert ein.

Sobald jedoch die Gegenspieler überwiegen,
Kommt dieser Mechanismus zum Erliegen.
Der Zucker steigt im Blut und mangelt in der Zelle,
Er übersteigt die Nierenschwelle

Und ergießt in vollem Schwalle
Sich in den Harn in diesem Falle.
Schon die Alten wussten dies:
Es droht Gefahr, der Harn schmeckt süß.

So diagnostiziert man heute – man versteht es –
Nur selten noch den Diabetes.
Die Ärzte ziehen andere Süßigkeiten vor.
Sie schicken die Urine lieber ins Labor.

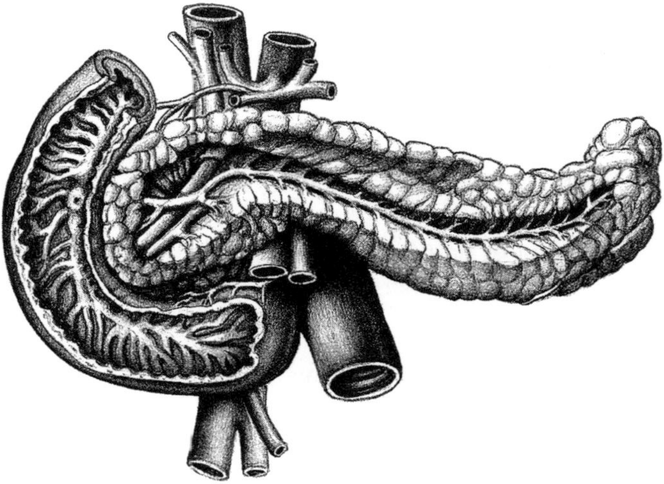

Ist man erst Diabetes-krank,
So bleibt man dies sein Leben lang.
Man kann dem Schicksal nicht entrinnen,
Wohl aber kann man Zeit gewinnen.

Hält man die Körpermassen in den Schranken,
Wird man wohl nicht so früh erkranken.
Man sollte deshalb prophylaktisch sich dazu bekehren,
Sich vernünftig zu ernähren.

Denn mit 'nem großen Bauchumfang
Wird man viel früher zuckerkrank.

Die Wirkung der Gewichtsabnahme
Grenzt oft schon an das Wundersame:
Der hohe Blutdruck geht herab,
Der Zucker und das Fett im Blut sinkt ab,

Die Schäden an den Nerven und den Blutgefäßen
(Für frühes Siechtum oft der Grund gewesen),
Die lassen sich, wenn wir im Essen uns bescheiden,
Auf diese Art zum größten Teil vermeiden.

Drum sei man deshalb stets erpicht,
Auf seines Körpers Normgewicht.
Der Körper wird uns dieses danken,
Das gilt nicht nur beim Zuckerkranken.

Wir essen künftig weniger gefräßig,
Die Nahrungsmenge sei nur mäßig.
Auch woll'n wir endlich uns dazu bequemen,
Für's Essen uns mehr Zeit zu nehmen.

Denn so erfahr'n wir durch gebremsten Schwung
Das Wohlgefühl der frühen Sättigung.
Und schützen uns auf diese Weise
Vor dem Übermaß an Speise.

Dabei nützt uns aus Erfahrung
Die Ballaststoff-reiche Nahrung,
Denn aus dieser resorbiert
Die Glukose protrahiert

Und verhindert so die allzu große
Schwankung in der Blutglukose,
Die – was leider dann gelegentlich passiert –
Uns nächtens an den Kühlschrank führt.

Auch sollen Diabetiker des Vorteils wegen
So oft es geht sich intensiv bewegen,
Denn dies verbessert ohne Frage
Prognostisch die Gesundheitslage.

So bleibt mit Vollwertkost und Sport im Bund
Als Zuckerkranker man bedingt gesund.

Der Dickdarm

Im Dickdarm sammelt sich der Rest,
Den die Verdauung übrig lässt.
Der wird – wenn er den Dünndarm überschreitet –
Zunächst ins Zökum fortgeleitet,
Wo selbst die Darmbakterien die begehrten
Überbleibsel dann verwerten.

Der Bakterien Zahl grenzt an das Ungeheure,
Sie produzier'n aus Ballaststoffen Säure.
Aus deren Abbau ziehen sie
Zum Leben ihre Energie.
Doch ihnen ist kein gutes Los beschieden:
Sie müssen schuften wie die Danaiden,

Denn der Wirt, in dem sie leben,
Kassiert noch Miete mal so eben,
Indem er ständig ungeniert
Die mikrobiellen Spaltprodukte resorbiert.
Sie dienen so den Dickdarmzellen
Zum Wachstum und als Nahrungsquellen.

Auch regen sie bei jedermann
Den Darm zur Peristaltik an.
So schützt uns die Ballaststoffspaltung
Vor unerwünschter Stuhlverhaltung.
Auch alle andern Körperzellen
Verwerten diese Nahrungsquellen.

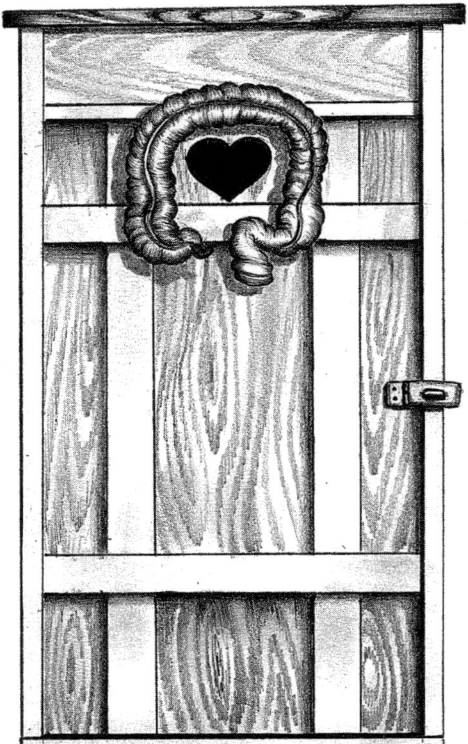

Es bildet sich – wenn auch nur lose –
Mit den Mikroben eine Symbiose.
Der Mensch braucht deshalb aus Erfahrung
Die Ballaststoffe in der Nahrung.
Mit 30 Gramm pro Tag – tun die Experten kund –
Erhält man seinen Darm gesund.

Bekanntlich bilden Darmbakterien Gase,
Die bläh'n den Darm und irritier'n die Nase,
Besonders wenn in Mehrheit sie zusammen
Aus mikrobieller Eiweißspaltung stammen.
Zuviel an Eiweiß in der Küche
Ist deshalb störend für die Wohlgerüche.

Bakterien, die im Darm verweilen,
Kann man in Gute und in Böse teilen.
Es gibt im Darm gefährliche Mikroben,
Die permanent den Aufstand proben.
Wenn diese es zustande bringen,
Ins Körperinnere einzudringen,

Und die Immunabwehr zusammenfällt,
Dann ist es um uns schlecht bestellt.
Böse Darmbakterien bilden giftige Amine,
Schwefelwasserstoff und auch Toxine
Und bedrohen ständig uns mit Blähung,
Entzündung und mit Krebsentstehung.

Daraus ergibt sich für die richtige Ernähung:
Man hind're diese Brut an der Vermehrung.
Man achte auf die Energiestoffraten
Von Eiweiß, Fett und Kohl'nhydraten.
Sie seien 10 zu 30 und zu 60
Zuviel an Fetten und an Eiweiß rächt sich.

Ein Überfluss an Fett ist unumwunden
Mit vermehrtem Gallefluss verbunden.
Die Gallensäuren – selbst gefährlich nicht –
Verwandeln sich zum Bösewicht.
Sie werden – von Clostridien attackiert –
In krebserzeugende Substanzen überführt.

Die Konsequenz zieh'n wir sogleich:
Die Nahrung sei ballaststoffreich,
Wir essen Fett und Eiweiß nur noch mäßig
Und sind in Zukunft nicht mehr so gefräßig.
Wir woll'n die Darmbakterien, die uns nützen,
Gezielt durch die Ernährung unterstützen.

Besonders günstig wirken da
Die Pro- und Präbiotika.
Die stell'n bei regelmäßigem Verzehr
Das mikrobielle Gleichgewicht im Darm uns her.
Deshalb sei auch aus dieser Warte
Stets Joghurt auf der Speisekarte.

Der Nahrungsbrei weilt beim Gesunden
In seinem Zökum viele Stunden.
Er mischt sich dort mit ungezählten Serien
Von hochaktiven Darmbakterien,
Die die von ihnen so begehrten
Reste bis zum letzten Rest verwerten.

Und solchermaßen aufbereitet,
Wird das, was übrig bleibt, ins Kolon fortgeleitet,
Wo selbst noch Wasser resorbiert
Ansonsten nicht mehr viel passiert.
Und nach des Enddarms restlicher Durchquerung
Gelangt der Rest zur Stuhlentleerung.

Die Stuhlverstopfung über Tage
Ist für viele eine Plage.
Sie müssen oftmals wie besessen,
Ihr Inneres nach außen pressen
Und finden keinen Frieden
Mit ihren Hämorrhoiden.

Dies bekannte Phänomen
Ist zum einen psychogen.
So ist auf Reisen – wie ein jeder schon gespürt –
Oft der Darm wie zugeschnürt.
Doch im trauten Heim zurück grad eben
Erwacht er gleich zu neuem Leben.

Und spielt sich dann von ganz allein
Auf den gewohnten Rhythmus ein.
Man weiß jedoch auch aus Erfahrung:
Da gibt's Zusammenhänge mit der Nahrung.
Die sollten stets aus den bekannten Gründen
In Zukunft mehr Beachtung finden.

Wir wollen unsern Darm nicht länger quälen
Mit den Produkten aus den ausgemahl'nen Mehlen.
Wir woll'n mit Vollkorn, Obst und viel Gemüse
Bewahren ihn vor solcher Krise.
Auch trinken wir zur Tageszeit
Im Schnitt zwei Liter Flüssigkeit.

Der Bohnenkaffee früh am Morgen
Kann gleichfalls für den Stuhlgang sorgen.
Sein Coffein regt eben dann
Des Darmes Peristaltik an.
Es ist zwar weiterhin verbürgt,
Dass auch der Tabak ähnlich wirkt,

Drum rauchen viele – eben aus dem Bette –
Des morgens schon die erste Zigarette,
Erschmeicheln sich mit blauem Dunst
Und Nikotin des Darmes Gunst,
Und leben so in ständiger Erwartung
Auf die maligne Zellentartung.

All dieses nimmt der Darm uns krumm,
Drum stell'n wir unsre Lebensweise um.
Wir woll'n zur Vollkost uns entscheiden,
In Zukunft Abführmittel meiden,
Und immer danach streben,
Mit ihm in Harmonie zu leben.

Die Nieren

Die Nieren halten unverwandt
Unser inneres Milieu konstant,
Indem sie, was der Mensch nicht braucht zum Leben,
Der Urin-Ausscheidung übergeben.
Sie haften – wie wohl allgemein bekannt –
An des Bauchraums Hinterwand.
Wenn sie sich andernorts platzieren,
Dann sprechen wir von Wandernieren.

Damit der Anatom zurecht sich finde,
Sind sie geteilt in Mark und Rinde.
Woran dann noch das Becken bammelt,
In welchem der Urin sich sammelt.

Gesunde Nieren sorgen ohne viel Gewese
Tagtäglich für die Diurese.
In den kompakten Rindenzonen
Filtern tausende Nephronen
Aus dem Blut die ganzen
Nierengängigen Substanzen.
Das Ergebnis ihres Müh'ns
Ist die Urform des Urins.
Wenn der die Tubuli passiert,
Wird was noch brauchbar absorbiert.

Was dann durch den Ureter in die Blase fließt
Und am End' in hohem Strahle sich ergießt
Zu einer riesengroßen Pfütze,
Ist absolut zu nichts mehr nütze.
Als Biodünger besten Falles
Das ist aber dann auch alles.

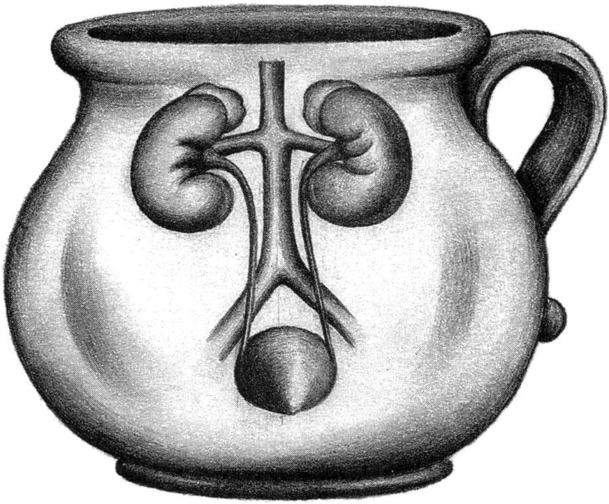

Die Nieren brauchen jederzeit
Am Tag zwei Liter Flüssigkeit.
Das muss nicht immer Bier und Wein –
Es kann auch Leitungswasser sein.

Wenn einer nicht genügend trinkt,
Ist abzuseh'n, was ihm dann winkt.
Dann bildet sich – wen wundert dies –
Der sogenannte Nierengrieß
Wenn dessen Teilchen sich vereinen,
Wird dieser Grieß zu Nierensteinen.

Die können manchmal unter andern
In den Ureter abwärts wandern.
Wenn solcher Steine scharfe Spitzen
Die Schleimhaut des Ureters ritzen,
Vom Schmerz gestochen wie mit scharfen Klingen,
Hört man im Himmel dann die Engel singen.

Ein Zuviel an Proteinen,
Oxalaten und Purinen
Fördert wohl im Allgemeinen
Die Entstehung von den Steinen.
Kochsalz auch und Alkohol in jeder Form
Erhöh'n das Risiko enorm.

Mit dem Wasser aus dem Aquädukt
Senken wir das Löslichkeitsprodukt
Und verhindern so, dass die Kristallen
Aus dem Lösungsmittel fallen.

Auch können die Magnesium-Ionen
Und die Säure der Zitronen
Bei Erwachsenen und Kindern
Nierensteine an der Bildung hindern.
Doch dies betrifft wohl – wie ich meine –
Nicht die Träger dieser Steine.

Dies war bekannt schon bei den Alten:
Die Nieren sind stets warm zu halten,
Drum trug so mancher Landbewohner
Ein Katzenfell als Nierenschoner.
Die können – wenn sie richtig sitzen –
Die Nieren vor Entzündung schützen.
Auch Phenazetin-Tabletten,
Die wir besser nicht genommen hätten,
Wenn im Kopf uns Schmerzen plagen,
Kann die Niere nicht vertragen.

Doch bei solchen Troublemakern
Holte besser Rat man sich
bei Ärzten und den Apothekern.

Das Skelett

Was jedermann wohl gerne hätt'
Wär' ein stattliches Skelett.
Den Schädel mit der Denkerstirne
Als Wohnsitz unsrer Superhirne.
Die Knochen, die den Körper formen,
Entsprechend den antiken Normen

Der Venus – und von Michelangelo
Des Davids Traumgestalt mal ebenso –
Doch leider müssen wir erkennen,
Dass uns Welten davon trennen.
Die einen sind zu klein geraten,
Weil sie zu kleine Eltern hatten,

Die andern machen viel Getöse
Und leiden an der Übergröße.
Doch man erkennt in Bälde richtig,
Dass dieses alles nicht so wichtig.
Vielmehr ist wichtig, dass das Stützgerüst
Zum Stützen allzeit nützlich ist.

Der Embryo im Leib der Mutter
Hat noch Knochen weich wie Butter.
Doch die gewinnen mit der Zeit
Dann ganz enorm an Festigkeit.
Es lagern sich in das Gebein
Die Kalziumphosphate ein.

Die wir mit Milch und Molkereiprodukten
Mit uns'rer Nahrung täglich schluckten.
Es braucht der Mensch dazu seit eh und je
Das Vitamin der Gruppe D.
Das mussten uns're Eltern ohne Zucken
Als Lebertran noch widerwillig schlucken.

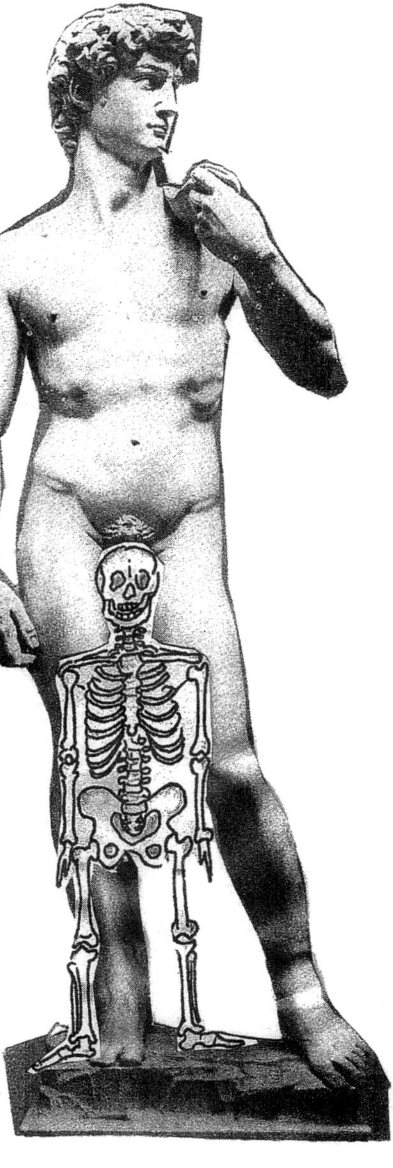

Doch heute produziert an jedem Orte
D-Vitamine man in der Retorte.
Es dient seitdem, damit der Knochen richtig wachse,
Zur Rachitisprophylaxe.

Auch Sonnenlicht – poetisch ausgesprochen –
Ist reiner Balsam für die Knochen.
Es fördert nämlich die Genese
Der körpereig'nen D-Synthese.
Auch soll man Obacht darauf legen,
Den Körper sportlich zu bewegen.
Dies mindert – wie schon lang man wusste –
Des Knochens Mineralverluste.

Und dieses ist auch die Domäne
Der körpereig'nen Östrogene.
Der Körper kann es schlecht verwinden,
Wenn die im Klimakterium schwinden.
Da sind sich einig alle Forscher:
Die Knochen werden dadurch morscher.

Da helfen keine frommen Sprüche,
Es mehren sich die Knochenbrüche.
Drum woll'n wir zeitig Flagge zeigen
Um diesem Unheil vorzubeugen.
Wir schaffen uns – ob Frau, ob Mann –
Zunächst mal feste Knochen an,
Indem wir schon in Jugendjahren
Nicht an den Milchprodukten sparen.

Auch woll'n wir schon als Kinder ohne Sträuben
D-Vitamin uns einverleiben,
Denn vom Säuglingsalter bis zur Pubertät
Ist der D-Bedarf erhöht.
Die Lebensmittel – dies erwähn ich –
Enthalten davon meist zu wenig.
In dem Dorsch ist es gespeichert,
In der Leber angereichert.
Auch mit and'rem Meeresfisch,
Kommt es mit auf uns'ren Tisch.

Auch soll noch im Seniorenheim
Die Nahrung reich an Kalzium sein
Und Vitamine D enthalten,
Damit nicht die mechanischen Gewalten
Sich am Skelett zerstörerisch entfalten.
Denn wir wollen alle nicht,
Dass der Schenkelhals uns bricht.
Auch lassen wir's uns nicht verdrießen,
Das Licht der Sonne zu genießen,
Und durch Gymnastik neue Kraft zu tanken –
Die Knochen werden es uns danken.

Die Muskeln

Die Muskeln müssen Vieles schaffen,
Sich kontrahieren und erschlaffen.
Sie müssen große Kraft entfalten,
Den Rumpf in der Balance halten,
Die Knochen strecken oder beugen,
Um die Bewegung zu erzeugen.

Sie müssen sich gewaltig schinden,
Die Erdanziehung überwinden.
Sie können nicht mal selber wählen,
Sie müssen tun, was wir befehlen.
Nur glatte Muskeln durch die Bank
Verweigern den Befehlsempfang.

Die Muskeln in der Ruhehaltung
Sind eingestellt auf Kraftentfaltung.
Doch bei nervlicher Erregung
Kommen flugs sie in Bewegung.
Dann setzen sie ein Maximum
An Energie in Arbeit um.

Als Lieferanten steh'n dafür parat
Das ATP und Kreatinphosphat.
In der Erholung generier'n sich diese
Durch aerobe Glykolyse.
Bei diesem Vorgang wird – wie uns vertraut –
Das Glykogen zu Kohlensäure abgebaut.

Wird and'rerseits der Sauerstoff zu knapp,
Läuft dies als anaerobe Glykolyse ab.
Es reichert sich in Massen dann
Das Laktat im Muskel an.
Dann konstatiert der ärztliche Berater:
„Es ist ja nur ein Muskelkater".

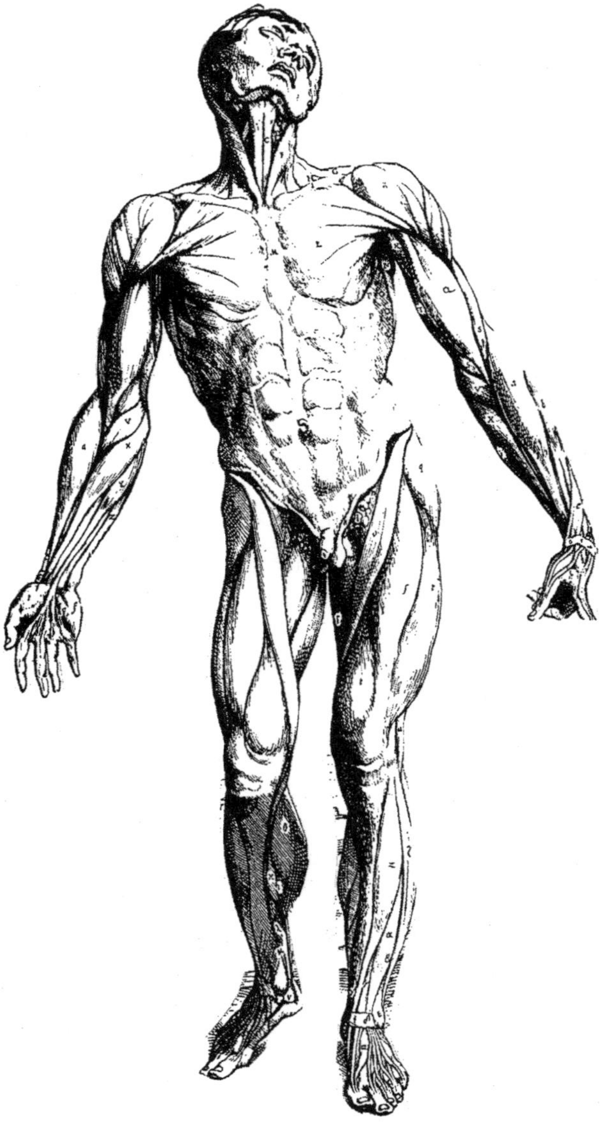

Die Muskeln nutzt schon vor der Pubertät der Knabe
Zu seinem Imponiergehabe.
Als Mann lässt er den Bizeps spielen,
Auf dass die Frauen nach ihm schielen.
Auch der Glutaeus maximus
Erregt bei Frau'n Bewundernuss.

Was dem männlichen Geschlecht
Ist heute auch den Frauen recht.
Man verwirklicht seinen Traum
Vom Muskelprotz im Fitnessraum.
Und kostet es auch reichlich Knete,
Man freut sich seiner Kraftpakete.

Auch dient vermehrt exzentrische Ernährung
Der muskulären Kraftvermehrung.
Doch sollt' man solches nicht extrem betreiben,
Es muss auch Blut zur Hirndurchblutung
übrig bleiben.

Dass wir zu wenig uns bewegen,
Das sollte uns viel mehr erregen,
Denn dadurch gibt es keine Rettung
Vor grassierender Verfettung.
Aller Einsichten zum Trotze
Hängt man heute vor der Glotze,

Fährt im Auto, statt zu laufen,
Um die Brötchen einzukaufen,
Hockt für Stunden regungslos
In den Sesseln des Büros,
Kann zu nichts sich überwinden,
Bis die Muskeln gänzlich schwinden.
Hat der Mensch denn nur zum Scheine
Heutzutag' noch seine Beine?

Will man die Muskeln richtig pflegen.
Muss man sich möglichst viel bewegen,
Gymnastik treiben – auch in späten Jahren
Schwimmen noch und Fahrrad fahren,
Und bei Bedarf ein wenig rennen,
Mal dann und wann sich auch Massagen gönnen,
Beim Muskeltraining unterdessen
Auch die Gegenspieler nicht vergessen.

Wenn die Muskeln sehr geschlaucht
Und ihr gesamtes Glykogen verbraucht,
Dann gehen wir mit Nahrungsmitteln reich an Stärke
Gegen diesen Notzustand zu Werke.
Die füllen dann im weiteren Verlauf
Unsre Muskelspeicher wieder auf.

Und so genießt der Mensch noch viele
Unbeschwerte Muskelspiele.

Die Zähne

Des Menschen Zähne dienen aus Erfahrung
Zum Zerkleinern seiner Nahrung.
Wie sehr sie unser Antlitz zieren,
Wird grässlich sichtbar, wenn wir sie verlieren.
Sie können schneiden, reißen, mahlen,
Wie Perlen glänzend weiß erstrahlen.

Sie tragen in der ob'ren Zone
Aus weißem Schmelze eine Krone,
Die ihnen auf dem Halse thront,
Was für Kronenträger ungewohnt.
Am Hals der Zähne alsodann
Schließt sich direkt die Wurzel an.

In der Pulpa und den Wurzelspitzen
Haben Zähne Nerven sitzen,
Die friedlich in den Alveolen münden,
Doch weh uns, wenn sie sich entzünden.
Selbst die, die noch so ausgebufft,
Geh'n dann vor Schmerzen in die Luft.

Damit die Zähne lange leben,
Sind von Zahnfleisch sie umgeben
Und im Kiefer eingemauert,
Was allerdings nicht ewig dauert.
Solang' jedoch dies alles stimmt, hat man gewiss
Ein wunderschönes Chlorodontgebiss.

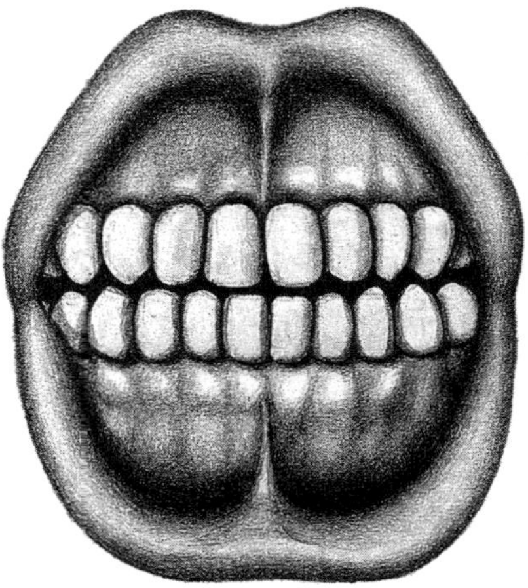

Doch meist gelingt es Bösewichten,
Die ganze Schönheit zu vernichten,
Denn in dem Zahnbelag da hocken
Die bösen Mutans-Streptokokken.
Der Zucker, den genüsslich wir geschluckt soeben,
Bleibt leider an den Zähnen kleben.

Und dann passiert das Ungeheure:
Die Kokken machen daraus Säure,
Wodurch sich Zahnschmelz und Dentin
Der chemischen Zersetzung unterzieh'n.
Und so entstehen noch und nöcher
In unser'n Zähnen ständig Löcher.

Der Zahnarzt legt die Stirn in Falten:
Die Karies ist kaum aufzuhalten.
Zwar lassen sich noch ein'ge Lücken
Mit einer Brücke überbrücken.
Wenn das jedoch so weiter geht,
Kommt jede Hilfe bald zu spät.
Dann schlafen Sie am End'
Von Ihren Zähnen bald getrennt.

Wenn sich da keine Lösung fände,
Wär' dies der Anfang von dem Ende.
Drum haben wir uns vorgenommen:
Wir lassen es soweit nicht kommen.
Wir halten uns're Zähne fit
Durch Prophylaxe mit Fluorid.

Auch wollen wir mit Frischobst reich an Vitaminen
Der Erhaltung uns're Zähne dienen,
Denn dieses weiß man aus Erfahrung:
Das Ascorbin in uns're Nahrung
Tut Zähnen und dem Zahnfleisch gut
Und bewahrt uns vor Skorbut.

Wir woll'n vorm Schlafen, nach dem Essen
Das Zähneputzen nicht vergessen.
Süßigkeiten, Zucker in Getränken,
Die woll'n wir uns am liebsten schenken.
Doch wenn die Gier uns übermannt,
Sei gleich das Zahnputzglas zur Hand.

Die Augen

Das Augenlicht stuft jedermann
Unter den Sinnen oben an.
Wir widmen unser Augenmerk
Voll Demut diesem Wunderwerk,
Das uns die Schönheit dieser Welt
In strahlend schönem Glanz erhellt.

Wenn morgens wir mit Widerstreben
Nach langem Schlaf die Lider heben,
Dann blendet uns des Lichtes Fülle
Und schon verengt sich die Pupille.
Die Linse lenkt des Lichtes Strahlen,
Damit sie auf die Netzhaut fallen.

Dort sind die Bilder dieser Welt
Zunächst mal auf den Kopf gestellt.
Damit uns dies nicht irritiert,
Wird dieses Irrbild korrigiert,
Indem das Hirn uns unterbreitet,
Dass man nicht umgekehrt durchs Leben schreitet.

Weit verstreut an allen Stellen
Hat die Netzhaut Nervenzellen.
Die gliedern sich – an Zahl enorm –
In Stäbchen- oder Zäpfchenform
Und häufen sich in Zäpfchenform zum Zwecke
Scharfen Seh'ns im gelben Flecke.

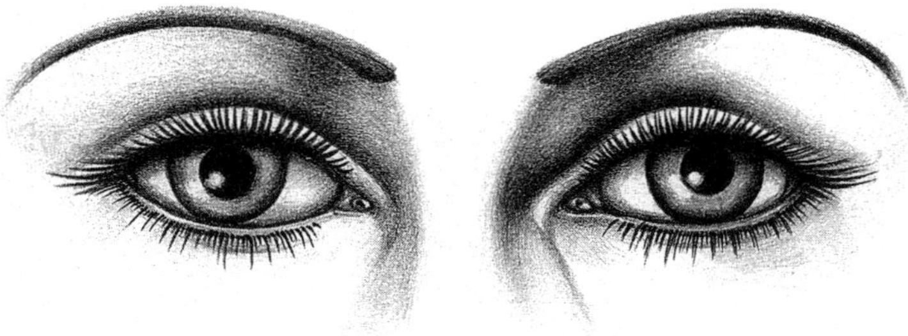

Gewöhnlich herrscht an diesem Platz
Ein intensiver Stoffumsatz.
Dabei entsteht in großer Zahl
Vom Sauerstoff das Radikal.
Das würde in der Netzhaut Schichten
Die Zellen radikal vernichten.

Wir hätten unser Augenlicht nicht länger,
Gäb's nicht die Radikalienfänger,
Die dort sich in die Bresche werfen
Und Radikale radikal entschärfen.
Dies bewirken aus Erfahrung
Die Vitamine C und E sowie das Karotin der Nahrung.

Darum lautet die Devise:
Esst mehr Früchte, Pflanzenöle und Gemüse.
Wir verspeisen jetzt in hohen Raten
Paprika, Karotten und Tomaten,
Die bei reichlichem Verzehren
Uns das Karotin bescheren.

E-Vitamin aus Pflanzenölen
Darf in unserm Speiseplan nicht fehlen.
Auch verträgt die Kornea es nicht,
Wenn's ihr an Retinol gebricht.
Wird dies zu wenig zugeführt,
Trübt sie sich ein und ulzeriert.

Sieht der Mensch nicht mehr so klar,
Liegt dies meist am grauen Star.
Dieser ist – aus häufig nicht bekannten Gründen –
Bei Senioren oft zu finden.

Die Netzhaut wird – sofern sie unversehrt –
Durch die Aderhaut ernährt.
Wenn dies' System zusammenbricht,
Verliert der Mensch sein Augenlicht.

Zwar kennen wir die Risikofaktoren,
Doch haben meist dafür wir taube Ohren.
Wir üben uns in Atheroseprophylaxe:
Verzichten auf die Schweinehaxe
Und reduzier'n dergleichen Speisen,
Die als schädlich sich erweisen.

Desgleichen woll'n wir nicht vergessen,
Pro Woche zweimal Fisch zu essen,
Denn Hering, Lachs und die Makrele
Enthalten die gesunden Öle,
Deren Wirkung garantiert,
Dass das Blut gut zirkuliert.

Selbst ab und zu ein Gläschen Wein
Kann für die Augen nützlich sein.
Doch im Übermaß, Genossen,
Seh'n wir alles unscharf und zerflossen.
Und überdies kann es gescheh'n,
Dass wir dann alles doppelt seh'n.

Auch führt das viele Rotweintrinken
Am End' zu einem roten Zinken.
Schon Paracelsus hat es auf den Punkt gebracht,
Dass es allein die Dosis macht.

Die Nase

Im Gesicht gleich vorne an
Hat der Mensch sein Riechorgan.
Dort liegen an verschied'nen Stellen
Die Geruchsempfindungszellen.
Die lassen uns vor Glück vergeh'n
Wenn edle Düfte uns umweh'n.
Ganz heiß begehrt sind auch Gerüche
Von edlen Speisen aus der Küche.
Wenn diese uns diskret umschmeicheln,
Beginnen wir sofort zu speicheln.

Auch sind Gerüche allemal
Wichtig für die Partnerwahl.
Sokrates schon bei den Griechen
Konnt' die Xanthippe nicht beriechen,
Doch wie man nebenbei erfährt,
Verhielt sich dies auch umgekehrt.

Die Nase oft nach Fassung ringt,
Wenn etwas bis zum Himmel stinkt.
Ein Wiedehopf, ein Ziegenbock,
Sind für die Nase meist ein Schock.
Auch ekelt es meist unserm Zinken,
Wenn andere nach Knoblauch stinken,
Doch wenn wir selbst den Knoblauch aßen,
Ist dies Gefühl wie weggeblasen.

Die Nase hat ein Nasenbein,
Das heißt jedoch nur so zum Schein.
Die Nase kann damit nicht gehen,
Doch laufen kann sie trotzdem schön,
Wenn die bösen Schnupfenviren
Ihre Schleimhaut malträtieren.

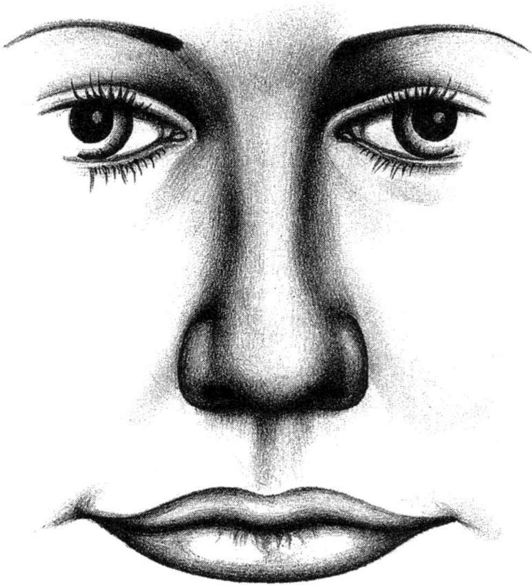

Wenn diese in die Nase hupfen,
Entsteht der sogenannte Schnupfen.
Der dauert, je nach Abwehrlage,
2 Wochen oder 14 Tage.
Um die Erkältung zu vermeiden,
Muss man sich zweckentsprechend kleiden,
Mit Sauna, kalten Duschen, Inhalieren
Die Abwehr stärken gegen Viren.
Auch kann ein Bart, für den die Frauen schwärmen,
Ganz hilfreich sein beim Luftanwärmen.

Man kann auch einen Schnupfen kriegen,
Wenn Blütenpollen uns umfliegen.
Die Augenschleimhaut juckt wie wild,
Die Nase rötet sich und schwillt
Und unter pausenlosem Niesen
Lässt ständig sie Sekrete fließen.
Die Taschentücher werden rar,
Der Mensch ist der Verzweiflung nah.

Wen dies erwischt im Monat Mai
Der sehnt den Winter sich herbei.

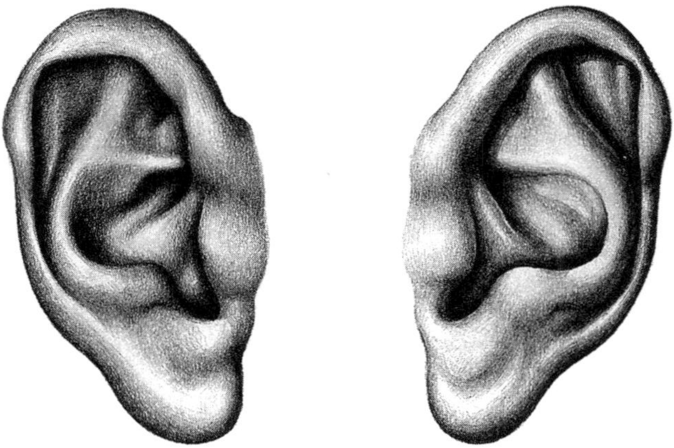

Die Ohren

Der Mensch besitzt ein Außenohr
Das ragt am Kopf nach außen vor.
Es fängt dort Töne und Geräusche ein
Und leitet sie nach drinnen rein,

Wo solche, die sich dort verfingen,
Das Trommelfell zum Schwingen bringen.
Die Knöchelchen der Paukenhöhle sorgen dort
Für den weitren Schalltransport

Von unser'm Trommelfell zum Labyrinth,
Wo die Schallempfangsstationen sind.
Die Zellen in der Cortischen Spirale
Befördern die akustischen Signale

Dann über Nerven dünn wie Zwirn
Hinfort in Richtung Schläfenhirn.
Und so entsteht in dessen Windung
Die akustische Empfindung.

Das Lied der Lerche und der Grille,
Das Waldesrauschen und die Stille,
Ein liebes Wort, das uns betört,
Und die Musik, die man gern hört

Sind uns ein Ohrenschmaus im Leben,
Weil sie in uns die Stimmung heben.
Doch Geräusche, die wir hören
Können auch empfindlich stören,

Wenn sie die Phonzahl überschreiten
Und in den Ohren Schmerz bereiten.
Die Diskos und die Lautverstärker
Die wüten in den Ohren wie Berserker,

Die Presslufthämmer und der Lärm der Straße,
Die schaden dem Gehör in hohem Maße.
Drum sollten wir, sooft wir können,
Den Ohren möglichst Ruhe gönnen,

Und den Geräuschen, die uns stören,
Mit Oropax den Zutritt wehren,
Doch wenn da drinnen nichts mehr geht,
Dann hilft nur noch ein Hörgerät.

Das Geschmacksorgan

Am Rand der Zunge – ganz versteckt –
Wird registriert wie alles schmeckt.
Dort gibt es des Geschmackes Knospen,
Mit denen wir das Essen kosten.
Was wir zur Speise uns erkoren,
Wird chemisch hier geprüft von Rezeptoren.
Die produzieren dorten die Signale
Für uns're Hirns Geschmackszentrale,
Und die vermittelt uns genauer,
Ob süß, ob salzig, bitter oder sauer.
Dabei bestätigt sich hinieden,
Dass die Geschmäcker sehr verschieden.

Ein Essen vom 5-Sterne-Koch
Versetzt uns in ein Stimmungshoch.
Der Duft des Essens in der Nase,
Bringt uns schon vorher in Ekstase.
Sein Anblick schon, den wir genießen
Lässt die Verdauungssäfte fließen.

Durch stetes Kosten und Probieren
Kann den Geschmackssinn man trainieren.
Und wer sich dann dazu entscheidet,
An Austern, Sekt und Kaviar sich weidet,
Der voll Begierde am Genuss
Oft fürchtet, dass er's beichten muss,

Dem können solche Köstlichkeiten
Den Aufstieg zum Gourmet bereiten,
Der kann dann auf Befragen
Von jedem Wein die Herkunft sagen,
Den Jahrgang auch, des Weinbergs Lage,
Wo er geerntet und an welchem Tage.

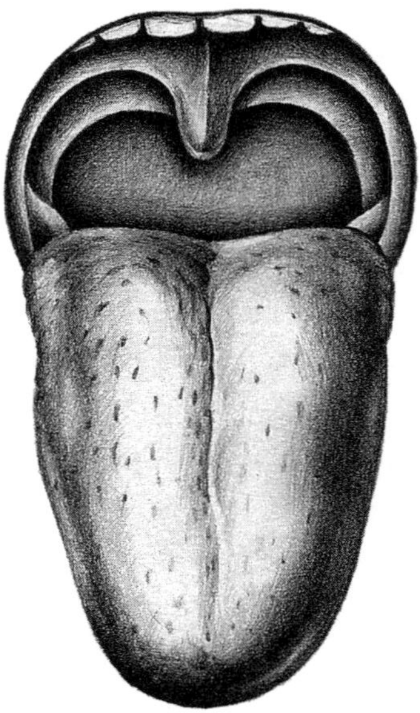

Wie schrecklich geht's dem armen Mann,
Der alles dies nicht schmecken kann.
Der alle Speisen runterschlingt,
Weil abends schon das Fernseh'n winkt,
Der seine Zunge sich verbrennt,
Weil morgens er zu lang gepennt.

Der mittags schnell was rein sich steckt,
Was wie nach Pappkarton ihm schmeckt.
Schon der Gedanke macht mich schauern,
Der Mann ist wirklich zu bedauern.

Wohl denen, die ihr Essen stimmungsvoll genießen,
Sich mal was Edles hinter ihre Binde gießen,
Die alles immer gern gemocht,
Was mit Liebe war gekocht,
Sich am Geschmack der Speisen freuen,
Und kleinere Sünden nicht bereuen.

Die auf der Zunge, was sie prassen,
Genüsslich dort zergehen lassen,
Die angesichts von Wachteln und von Gänsebraten
In laute Schwärmerei geraten
Und sich damit entschuldigen,
Dass sie Lukullus huldigen,

Und alles kosten, was Banausen stets gemieden,
Ja – die Geschmäcker sind verschieden.

Neben den geschmacklichen Genüssen
Benutzt der Mensch die Zunge auch zum Küssen.
Ein Kuss ist meistens ungesund,
denn beim Kontakt vom Mund zu Mund,
der uns're Sinne so berauscht,
werden millionenfach Bakterien ausgetauscht.

Die Wirkung ist oft ganz infam,
Drum lebt man besser monogam.

Die Hypophyse

Für Dicke ist es klar erwiesen:
Schuld daran sind nur die Drüsen,
Die die Hormone sezernieren
Und nicht mehr richtig funktionieren.

Es hängt als königliche Drüse
Am Hirnanhang die Hypophyse.
Die treibt die Drüsen, die ihr untertan
Mit tropischen Hormonen an.

Die beispielsweise in den Nebennieren
Nun ihrerseits Hormonsynthesen induzieren,
Bis dann aus allen endokrinen Drüsen
Die Endprodukte in die Blutbahn fließen.

Und läuft dies alles im Verbund,
Fühlt sich der Mensch im Kern gesund.
Doch wehe, wenn die Drüsen sich dazu versteigern
Und den Befehlsempfang verweigern,

Dann wird der Mensch in Bausch und Bogen
Ein Fall für Endokrinologen.

Die Königin der endokrinen Drüsen
Kann Zwerge aus uns machen oder Riesen,
Ganz nach Belieben mittels Produktion
Von wachstumsförderndem Hormon.

Auch sollte man nicht ganz vergessen,
Dass ständig in das Bett man würde nässen,
Wenn nicht die Königin der Drüsen diese Bürde
Durch Diurese-Hemmung von uns nehmen würde.

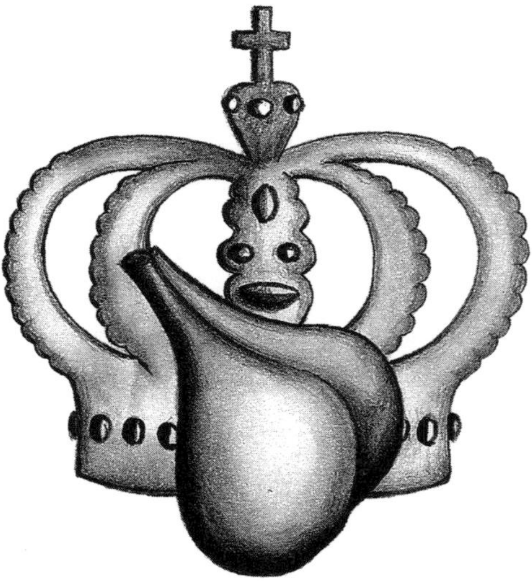

Auch wenn wir fasten oder uns mit Nahrung überladen,
Nimmt allgemein die Hypophyse keinen Schaden.
Doch allzu viel an Alkohol,
Tut selbst der Königin nicht wohl.

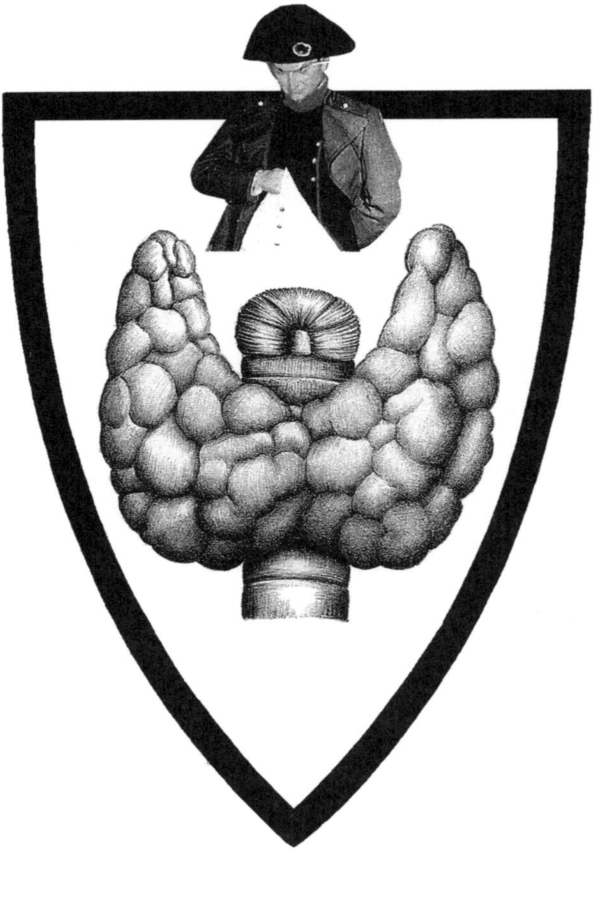

Die Schilddrüse

Sie reichert – das weiß jedermann –
Jod aus uns'rer Nahrung an,
Was weiter dann Verwendung findet,
Indem sie es organisch bindet.
Und so entsteh'n in der Routine
Jodierte Tri-und Tetrathyronine.
Der Mensch wird gänzlich ohne
Diese wichtigen Hormone,
Wenn Jod ihm nicht genügend angeboten,
Zum minderwüchsigen Idioten.

Hierzuland' ist jedermann bedroht
Durch Unterangebot von Jod.
Sofern an Jod es ihr gebricht,
Mehrt die Drüse ihr Gewicht,
Und sie schwillt uns all sodann
Zur monströsen Struma an.
Sie wuchert in die Tiefe und die Breite
Und ständig steigt die Kragenweite.
Und wird sie schließlich immer größer,
Musst Du am End' noch unters Messer.

Man schlägt deutschlandweit Alarm:
Unsere Böden sind an Jod zu arm.
Es wurd' aus ihnen ungehemmt
In der Eiszeit fortgeschwemmt.
Es reicherte im Meer inzwischen
Sich an im Seetang und in Fischen.

Sonst fehlt das Jod an allen Ecken.
Wir können den Bedarf nicht decken.
Getreide, Eier, Fleisch und die Gemüse,
Enthalten viel zu wenig Jod für uns're Drüse.
Damit die Drüse ungehemmt nicht wachse,
Betreiben wir mit Jod die Prophylaxe,

Und wir folgen dem Gebot,
Essen nur jodiertes Brot.
Auch kommt zweimal auf den Tisch
Wöchentlich ein Meeresfisch.
Doch jene, die dem Fisch nicht trauen,
Könn'n als Ersatz auch Seetang kauen.

Jodhormone treiben jedermann
Zu erhöhter Leistung an.
Mit wenig Jod im Blut hätt's eben
Den Napoleon nicht gegeben,
Auch war bei Einstein und bei Newton
Kein Defizit an Jodhormonen zu vermuten.

Wie traurig wär's auf dieser Welt
Doch ohne unser täglich Jod bestellt.

Die Nebennieren

Von der Schöpfung einst dort hinbefohlen
Sitzen sie auf uns'ren Nierenpolen.
Links ein Schlapphut, rechts wie eine Bischofsmütze,
Erwählten sie die Nierenspitze

Zu ihrem angestammten Sitze.
Wir würden nur noch vegetieren,
Kraftlos sein und völlig an Elan verlieren,
Gäb's nicht in uns die Nebennieren.

Der Blutdruck würd' im Handumdreh'n
In den tiefen Keller geh'n,
Würden laufend nicht mit Katecholaminen
Sie unsern Blutkreislauf bedienen.

Ihre Mineralokortikosterine
Retten uns aus dem Urine –
Für uns alle unbewusst –
Vor dem Natriumverlust.

Und dank ihrem Cortisol
Fühl'n wir uns selbst beim Fasten wohl,
Denn es bildet in den Leberzellen
Glukose dort aus Eiweißquellen.

Die Nebenniere kann durch dies Verfahren
Uns vor dem Zuckerschock bewahren.
Auch lassen sich trotz mancherlei Bedenken
Mit Cortisol Immunitätsprozesse senken,

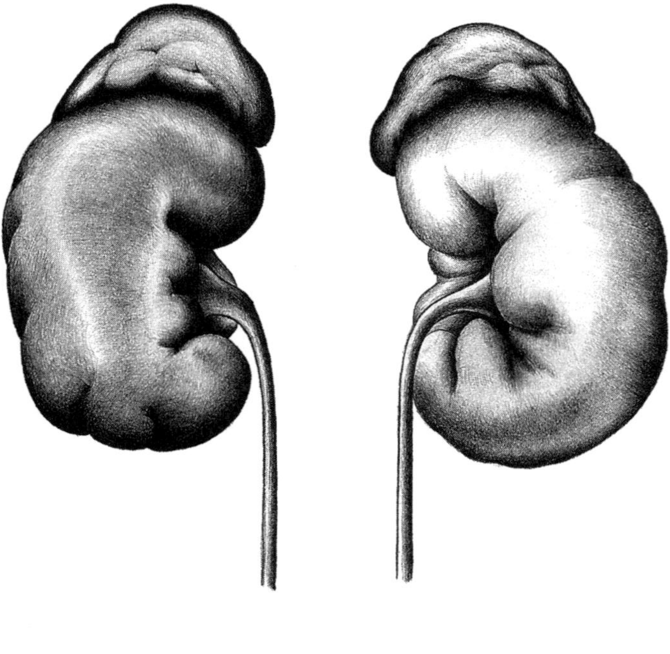

Die unerwünscht bei manchem Leiden
Uns schier in die Verzweiflung treiben.
Die Nebennieren bilden in der Rindenzone
Des weiteren androgene Sexualhormone,

Die schenken schon zu früher Zeit,
Dem Mann den Glanz der Männlichkeit.
Und Haare auf der Brust und an den Stachelbeinen,
Die ihm erstrebenswert erscheinen.

Seit dem Hans Selye weiß man es:
Der Mensch bewältigt seinen Stress
Vermittelst seiner Nebennieren,
Indem sie Stresshormone produzieren.

Dann macht ein Übermaß an Cortisol
Die Stoffumsätze katabol.
Adrenaline – freigesetzt durch solcherlei Probleme –
Befördern dann den Blutdruck ins Extreme.

Der Schweiß bricht uns aus allen Poren,
Fast hat man den Verstand verloren.
Und wenn dann alles schief gelaufen, nennt man es
Die negative Form vom Stress.

Die lässt meist leicht sich überwinden,
Doch kann der Stress kein Ende finden
Und stresst er uns oft tagelang,
Dann wird man ohne Frage krank.

Drum übe man sich im Prozess
Der positiven Form von Stress.
Man braucht nicht gleich, so diese Übungen gelingen,
Wie Archimedes aus der Badewanne springen,

Doch sei uns – von der Stressbewältigung ermattet –
Von Zeit zu Zeit auch mal ein Heureka gestattet.

Wir haben ernstlich nun begonnen,
Uns im positiven Stress zu sonnen.
Dies werden auch die Nebennieren
Mit Erleichterung verspüren.

Die Eierstöcke

Die Frau besitzt zu der Vermehrung Zwecke
In ihrem Unterbauch zwei Eierstöcke.
Die geben monatlich im Schnitt ein Ei
Aus ihren Eifollikeln frei.
Das wandert dann die Eierleiter
In Richtung Uterus meist weiter

Und – falls befruchtet – nistet es von ganz allein
Sich in dessen Schleimhaut ein.
Und mausert sich, wenn wir es gut bewältigt haben,
Ganz wunschgemäss zu einem Mädchen oder Knaben.
Doch meistens braucht es dazu viel Geduld –
Der Eierstock ist nicht dran schuld.

Er schickt in altbekannter Weise
Seine Eier auf die Reise.
Doch nach 40 dann im Nu
Setzt sich der Eierstock zur Ruh
Und bei Frau Müller, Meier, Krause
Beginnt danach die Menopause.

Bei Ziegenpeter und aus ander'n Gründen
Kann sich der Eierstock entzünden.
Macht dort sich die Entzündung breit,
Droht der Verlust der Fruchtbarkeit.
Drum sollt' im Kindesalter man die Impfung nützen,
Um gegen Ziegenpeter sich zu schützen.

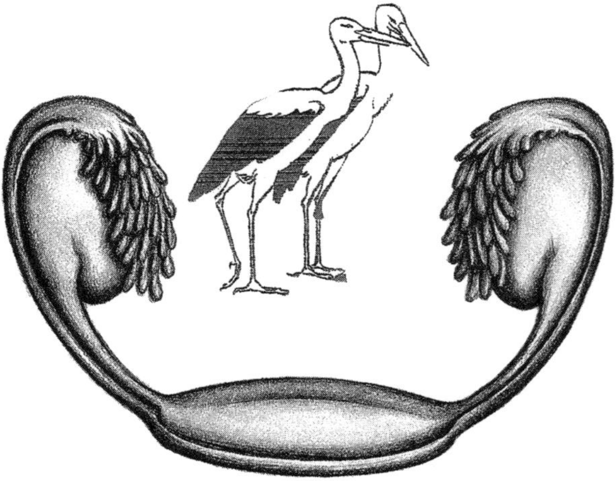

Der Eierstock kann sich nur voll entfalten,
Wenn immer er schön warm gehalten,
Und gut gepflegt wird wie ein zartes Röschen,
Da nutzen keine heißen Höschen.

Wo sich der Eierstock versteckt,
Wird durch die Mode heut' verdeckt.
Drum wissen selbst Geübte oft nicht recht,
Ob männ- ob weiblich das Geschlecht.

Nicht unter jedem Schottenrock
Befindet sich ein Eierstock,
Und unter manchem Loden
Sucht man vergeblich nach den Hoden.

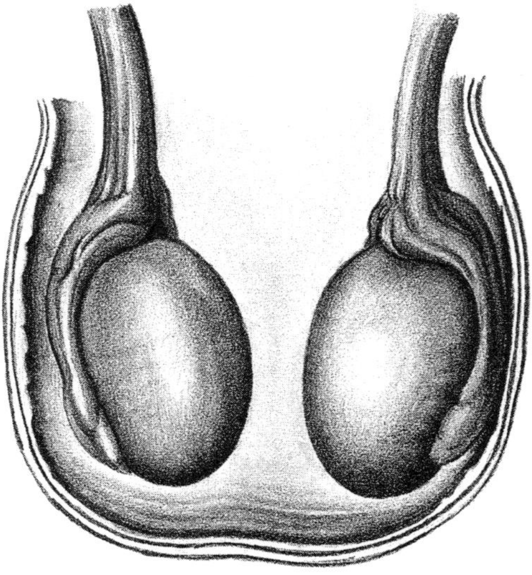

Die Hoden

Man sagt zwar, dass dem Hirn es schadet,
Wenn man als Kind zu heiß gebadet.
Doch weiß man dieses ganz verbindlich:
Die Hoden sind da auch empfindlich.
Sei heißes Baden sonst auch nütze,
Die Hoden mögen keine Hitze.

In Bezug auf die Empfängnis
Wird sie den Spermien zum Verhängnis.
So hatten heiße Bäder als Kondomersatz
Im alten Rom schon ihren Platz.
Sie regelten in diesem Staate
Erfolgreich die Geburtenrate.

Vor Kurzem ist man drauf gekommen:
Die Spermienzahl hat abgenommen.
Die Zukunftsforscher packt ein Graus:
Die Deutschen sterben langsam aus.

Sind es die radioaktiven Strahlen,
Denen sie zum Opfer fallen?
Sind die Gifte aus den Lüften und dem Boden
Anzuklagen für die Schwäche deutscher Hoden?

Oder sind es etwa jene
Großen Mengen Östrogene,
Die wir über Krankenkassen
Täglich uns verordnen lassen
Und die – ohne dass wir's wissen –
In die Nahrungskette fließen?

Ist die Zufuhr essentieller Stoffe zu gering?
Ist es ein Nahrungsdefizit an Zink?
Wir kennen leider nicht die Einzelheiten,
Um dagegen einzuschreiten,
Und um Perspektiven zu entfalten,
Die Männerwelt fertil zu halten.

Was die Experten hierzu raten, klingt bescheiden:
Man solle Nährstoffdefizite meiden,
Sich rund herum gesund ernähren
Auf dass die Spermien sich vermehren.

Der Körpermassenindex solle nicht zu niedrig liegen,
Dies brächt' die Manneskräfte zum Erliegen.
Denn ist man erst so dünn wie Ghandi,
Versiegt auch die Potentia generandi.

Die Haut

Von allen Körperteilen, die uns Menschen sind vertraut
Ist kein's so schmiegsam wie die Haut,
Denn sie umhüllt ganz ohne Schwierigkeiten
Selbst die enormsten Überbreiten.

Sie ist es, die auf dieser Welt
Den Körper uns zusammenhält,
Und nicht zuletzt erspart sie so des Menschen Sippe
Seinen Blick auf sein Gerippe.

Sie dient jedoch nicht einzig der Verzierung,
Auch in der Wärmeregulierung
Und in des Körpers Temperaturkontrolle
Spielt sie bedeutend eine Rolle.

Wer sich ins kalte Wasser traut,
Kommt raus mit einer Gänsehaut,
Die mindert für uns unbewußt
Den weit'ren Temp'raturverlust.

Hingegen – wenn von Wärme man durchflutet –
Wird die Haut gleich mehr durchblutet.
Sie wird dann durch das Körperwasser
Augenblicklich immer nasser

Und erzeugt zu unser'n Gunsten
Frische Kühle durch Verdunsten.
Durch Schweiß, der aus den Poren treibt
(Besonders, wenn man wohlbeleibt),

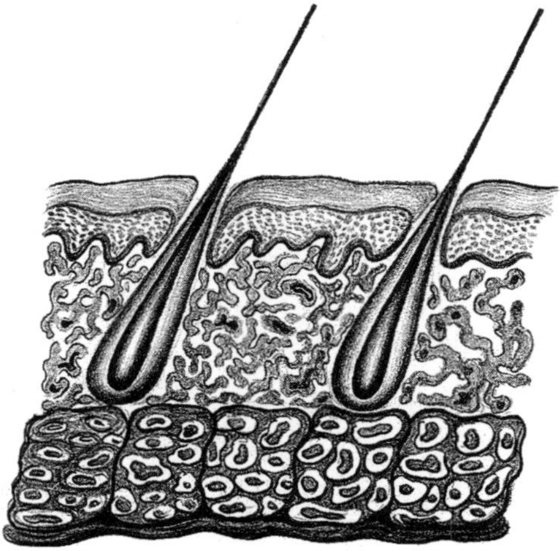

Wird fernerhin auf uns'rer Haut
Ein Säuremantel aufgebaut.
Der schützt uns von Geburt an schon
Vor mikrobieller Invasion.

Das Hautsystem wär' inkomplett,
Wenn es nicht Haare, Nägel, Drüsen hätt'.
Einst war des Menschen frühe Art
Am ganzen Körper noch behaart:

Von Alabasterhaut konnt' auf den Bäumen
Der frühe Mensch im Traum nur träumen,
Inzwischen wurden Körperhaare
Beim Menschen eine Mangelware.

Selbst auf dem Kopf sind sie verschwunden,
Friseure bangen um die Kunden.
Seit Adam und der Eva ist es Fakt
Der Neuzeitmensch ist nackt.

Das Feigenblatt genügt nicht mehr,
Es müssen warme Kleider her.
Nur wenn die Badelust ihn packt,
Läuft heut' zum Teil der Mensch noch nackt.

Dem Schmetterling frisch aus der Puppe
Ist die Haut der Puppe schnuppe,
Und auch die Schlange, die sich häutet,
Weiß nicht, was ihr die Haut bedeutet.

Der Mensch jedoch weiß jeden Fetzen
Seiner Haut enorm zu schätzen,
Und unterzieht sie deshalb stetig
Einer gründlichen Kosmetik.

Mit Schönheitscremes, mit Pudern und mit Salben
Traktier'n wir unser Antlitz allenthalben.
Mit Quark und aufgelegten Gurkenscheiben
Versuchen wir, die Falten zu vertreiben.

Auch muss man sich der Mode stellen,
Das Haar benötigt Dauerwellen
Und rotgefärbt und silbergrau
Ziert es den Haarschopf mancher Frau.

Wir machen alle Moden mit
Bis hin zum Irokesenschnitt.
Man weiß doch, dass sich modemäßig nichts bewegt,
Wenn man nicht Kriegsbemalung trägt.

Man schwört, dass es die Haut besonders ziert,
Wenn sie in toto tätowiert.
Auch möchte mancher ums Verrecken
In and'rer Leute Haut nicht stecken.

Auch muss man – falls uns alles fehlgeschlagen –
Zuweilen seine Haut zum Markte tragen.
Wer Ärger hat, der rauft sich an den Haaren
Und möcht aus seiner Haut rausfahren.

Doch leider müssen wir mit allen Einzelteilen
Ein Leben lang darin verweilen.

Zwar kann es uns'rer Haut nicht schaden,
Wenn wir sie in der Sonne baden,
Doch nimmt die Strahlung überhand,
Dann droht der Haut der Sonnenbrand.

Sie reagiert darauf penibel,
Sie nimmt uns die Verbrennung übel,
Und spät dann noch steigt mit der Zeit
Die Krebsentstehungshäufigkeit.

Wir sollten hinter unsre Oh'rn uns schreiben:
Die Körperpflege nicht mit Seife übertreiben,
Nicht unsre Haut mit Tabak gerben,
Auch sie kosmetisch nicht verfärben.

Und die bösen Kummerfalten
Möglichst von ihr ferne halten;
Alles, was sie braucht zum Leben,
Mit gesunder Kost ihr geben.

Auf dass wir nicht zusammenzucken,
Wenn wir mal in den Spiegel gucken.

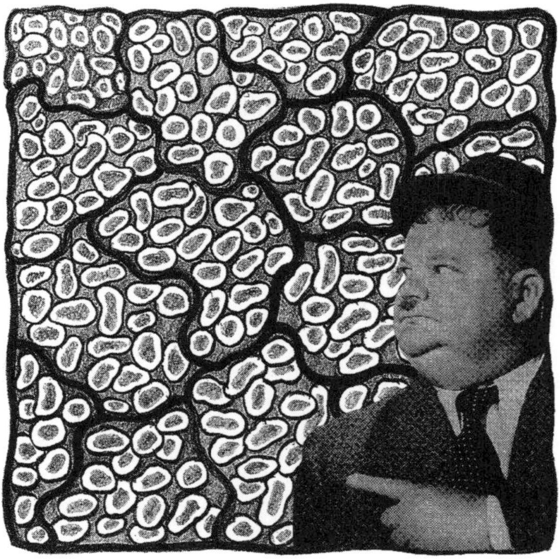

Das Fettgewebe

Etwas Fett ist – wie man hört –
Allgemein erstrebenswert,
Denn es kann dem Menschen nützen,
Kann ihn vor der Kälte schützen.

Auch dient Fett – wenn man es hat –
Uns als Energievorrat
Und hat so seine guten Seiten
Bei Krankheit und in Hungerszeiten.

Doch wehe, wenn die ungeheuren Massen
Nicht mehr in die Hose passen.
Dann wird das Fett – ganz ohne Frage –
Den Betroffenen zur Plage.

Man ist vermehrt – das merkt man jetzt –
Der Erdanziehung ausgesetzt.
Man kämpft mit seinem Schwergewicht,
Man sitzt herum, bewegt sich nicht.

Die Füße werden plattgedrückt,
Die Kniegelenke eingeknickt
Und enden in Arthrose.
Der Bauch verzieht die Wirbelsäule zur Lordose.

Das Herz – für ein Normalgewicht geordert –
Ist mit den Massen überfordert.
Es gleicht – wenn ich mir's recht beseh' –
Dem PKW-Motor im LKW.

Sofern das Fett am Bauche find' sich,
Ist dies erfahrungsmäßig nicht so günstig.
Die „Apfelform" als Diagnose
Hat nämlich eine schlechtere Prognose.

Zwar soll's in Birnenform an unser'n Hüften
Weit weniger an Unheil stiften,
Jedoch bringt Fett, das wir zuviel uns aufgeladen,
Auf jeden Fall gesundheitlichen Schaden.

Die Gretchenfrage ist nun bloß:
Wie wird das Fett man wieder los?
Das geht gewiss nicht auf die Schnelle,
Es klebt an uns wie aus der Hölle.

Die Wundermittel der Reklame,
Versprechen uns Gewichtsabnahme.
Doch bald schon wird man blass und blasser:
Was man verloren hat, war Wasser.

Und meist auch eine Menge Geld –
Man hat sich ganz umsonst gequält.
Was man sich mühsam abgerungen,
Wird vom Jojo-Effekt verschlungen,

Was man in Bälde schon erfährt,
Wenn man zur alten Kost zurückgekehrt.
Man nimmt trotz schmaler Kost im Nu
Oft schneller und noch stärker zu.

Der Rat der früher üblich war,
Hat schlicht gelautet: F D H.
Man solle bitte an sich strengen,
Den Brotkorb etwas höher hängen

Und nicht mehr als die andern essen,
Dann wäre das Problem vergessen.
Doch dieses war wohl in der Tat

Kein so besonders guter Rat.
Zwar kann man sich im Alltag und zu Festen
Auch mit Kohl'nhydraten mästen.
Doch die sind nicht die Übeltäter:

Die Fette sind der schwarze Peter,
Denn die enthalten immerhin
Glatt doppelt soviel Kalorien
Als Kohl'nhydrat und Protein.

Sie werden ohne Energieverbrauch in uns're Haut
Als Körperfette eingebaut.
Zwar kann zuviel an Stärke, Zucker, Proteinen
Auch – wie bekannt – der Fettsynthese dienen,

Jedoch erhöhen diese auch
Dabei den Energieverbrauch,
Und dieses ist dann folgerichtig
Für Adipöse äußerst wichtig.

Ist Dir die Fettsucht nicht mehr schnuppe,
Dann geh' in eine Fettsuchtgruppe,
Und freu' Dich dort so wie ein Kind,
Dass and're noch viel dicker sind.

Red' Dir den Kummer von der Seele,
Auf dass er Dich nicht länger quäle,
Beweg Dich, dass die Socken rauchen –
Du musst mehr Energie verbrauchen.

Das hilft – darauf kannst Du vertrau'n –
Die Körperfette abzubau'n.
Auch müssen alle – wenn auch unter Stöhnen –
Sich an and're Kost gewöhnen.

Ade ihr Sahnetorten und Bouletten,
Wir essen jetzt ballaststoffreich und arm an Fetten,
Befreunden uns mit Müsli und mit Magerquark,
In der Gemeinschaft sind wir stark.

Wenn wir beim nächsten Mal zusammenkommen,
Hat jeder wieder abgenommen.